TRAITÉ MÉDICAL DES CATARACTES, ETC.

SUITE DES OBSERVATIONS

(ANNÉE 1859.)

M. *Lheureux*, propriétaire, rue Folie-Méricourt, à Paris, avait subi l'opération de la cataracte à l'œil droit; la pupille de cet œil était couverte d'une cataracte secondaire; l'œil gauche était atteint d'une cataracte capsulo-lenticulaire, accompagnée de douleurs névralgiques, taches nuageuses, etc. M. Lheureux ne voyait qu'avec la plus grande difficulté à lire de cet œil, et par moments. M. Lheureux a parfaitement guéri de la cataracte à l'œil gauche, voit à lire, écrire sans fatigue, et au besoin pourrait se conduire par les rues de l'œil opéré, dans lequel la cataracte s'est presque entièrement résorbée. (1849.)

M. *Briquet*, propriétaire à Anisy, canton de La Fère, avait perdu complétement l'œil droit depuis deux ans, par suite du développement d'une cataracte complète. Depuis six mois il ne voyait plus à lire et à écrire de l'œil gauche, à peine pouvait-il se conduire par les rues en se faisant accompagner par son domestique. M. Briquet a parfaitement guéri de l'œil gauche, la cataracte s'est dissipée. Il voit parfaitement à lire, écrire, se conduire, etc., etc.

Mme *Boutwel*, propriétaire à Choisy-le-Roi. Mme Boutwel est la belle-sœur de Mme David, citée dans cet ouvrage. Mme Boutwel était affectée de cataractes lenticulaires complètes aux deux yeux ; ces cataractes étaient compliquées de névralgies, hallucinations, etc. Une première fois nous avions refusé d'entreprendre sa guérison, le cas nous paraissant trop grave. Plus tard, sur ses instances et sur celles de sa belle-sœur, nous avons entrepris la guérison des névralgies d'abord, et des cataractes ensuite. Aujourd'hui, sans avoir une vue excellente, Mme Boutwel voit à vaquer aux soins de son ménage, à se conduire, à lire de gros caractères ; elle n'éprouve plus de maux de tête depuis plusieurs mois, plus d'hallucinations, etc.

M. *Duchemin*, propriétaire à Villiers-le-Bel, et rue Servandoni, à Paris. Tous les oculistes de Paris consultés par M. Duchemin l'avaient engagé à ne rien faire pour arrêter la marche des cataractes dont il était atteint aux deux yeux. Un de ses amis, qui avait été opéré de la cataracte à l'œil droit sans succès, mais non sans de vives douleurs, l'engagea à ne point se faire faire l'opération. M. Duchemin, effrayé, cherchait à se faire illusion sur sa position, et s'obstinait à sortir seul pour sa promenade accoutumée, lorsqu'en plein jour il alla se jeter dans le bassin du jardin du Luxembourg. Ce fut quelque temps après cet accident que, sur les instances de nos clients, ses voisins de campagne, il vint réclamer nos soins. Les cataractes étaient de nature lenticulaire et complètes aux deux yeux. Il ne pouvait dire combien de doigts de la main on lui présentait à cinq ou sept centimètrés de distance de l'un ou l'autre œil. Après un mois de traitement, M. Duchemin distinguait toutes les personnes qui se trouvaient, compagnes d'infortune, réunies dans le même salon ; après deux mois , il vient seul , suivi de son domestique, de la rue Servandoni à la rue de Luxembourg. Il voit à lire l'écriture commerciale , etc.

M. *Maché*, propriétaire à Versailles, avait depuis trois ans perdu complétement l'œil droit, par suite de la formation d'une cataracte lenticulaire compliquée d'amaurose. Une cataracte lenticulaire, accompagnée de douleurs névralgiques, avait obscurci l'œil gauche. Cet œil éprouvait des douleurs à la lumière vive , et ne voyait qu'à travers des taches noires et jaunâtres. La lecture était difficile, sinon impossible ; à cela se joignaient des congestions cérébro-oculaires. M. Maché s'est soumis pendant trois mois à un traitement quotidien qui l'a délivré de ses cataractes et des accidents qui les avaient précédées ou accompagnées. Il voit parfaitement à lire et écrire , et n'éprouve aucune douleur dans la tête ou dans les yeux.

M. *Viton*, rue d'Enfer, à Paris, ne voyait plus aucun objet, c'est-à-dire ne pouvait distinguer aucun objet de près ou de loin par suite de la formation d'une cataracte capsulo-lenticulaire complète sur l'œil gauche. De l'œil droit M. Viton ne voyait à lire qu'avec la plus grande difficulté à travers un brouillard épais. Le malade éprouvait des douleurs névralgiques violentes depuis longtemps ; ces névralgies furent guéries en peu de jours. M. Viton voit à lire, après trois mois de soins, de cet œil même dans lequel la cataracte était complète.

M. *Cuënen*, armateur à Dunkerque, avait complétement perdu la vue de l'œil gauche, depuis plusieurs années, par suite d'une cataracte glaucomateuse. L'œil droit était obscurci d'une cataracte lenticulaire, accompagnée

de douleurs vives dans la tête et dans les yeux (névralgies). La cataracte ayant marché rapidement en peu de
temps, M. Cuënen craignait de devenir aveugle sous peu
de jours quand il vint réclamer nos soins. M. Cuënen a
guéri parfaitement de la cataracte et de ses complica-
tions. Il voit parfaitement de l'œil droit.

M. le général *Bibiscof*, de Moscou, affecté de cataractes lenticulaires aux deux yeux, ne voyait plus à lire
et à écrire. Pendant les deux mois qu'il a passés à Paris
il a recouvré la faculté de lire et d'écrire avec facilité.

M. *Town*, de Glascow, venait de subir l'opération de
la cataracte à l'œil droit, en Allemagne. A la suite de
l'opération, de vives douleurs se répandirent de l'œil
opéré dans celui dans lequel la cataracte était commençante. Cette cataracte s'accrut au point qu'après un séjour de trois semaines à Paris, il ne voyait plus à se conduire seul par les rues. M. Town s'adressa à nous, par
la recommandation de lady French (citée dans ce livre).
M. Town voit aujourd'hui parfaitement de cet œil, et les
névralgies, qui se sont dissipées dans le premier mois du
traitement, ne se sont pas reproduites.

Mme *Thuet de Sailly*, propriétaire à Vierzon et à Or-
léans, avait complétement perdu la vue, depuis deux
ans, de l'œil gauche, par suite d'une cataracte glaucomateuse, précédée et accompagnée de douleurs névralgiques. Une cataracte de même nature, c'est-à-dire accompagnée de maux de tête, de névralgies, de congestions, etc., s'était développée dans l'œil droit au point
que cette dame ne voyait plus à lire, écrire, etc., et par
moments ne pouvait soulever ses paupières. La névralgie

avait tellement affaibli les nerfs des yeux , que sitôt que cette dame cherchait à fixer un objet pour le distinguer, la vue se perdait. Mme de Thuet voit aujourd'hui parfaitement de l'œil gauche ; la cataracte est parfaitement guérie, la pupille parfaitement noire, et tous les symptômes de névralgie et de congestion se sont complétement dissipés depuis plusieurs mois.

Mme *Rihouet,* de Nantes , propriétaire , demeurant à Pierrier (Manche), avait complétement perdu la vue de l'œil droit, par suite du développement d'une cataracte lenticulaire. De l'œil gauche , la cataracte était compliquée d'une conjonctivite chronique qui avait entraîné le renversement de la paupière inférieure. (Les oculistes, pour guérir ces renversements des paupières , enlèvent une portion de la peau avec des ciseaux courbes.) Les cataractes avaient été précédées de congestions cérébro-oculaires , de névralgies , etc. Après trois semaines de traitement, les névralgies avaient cessé ; après *deux mois,* Mme Rihouet voyait à lire *de l'œil droit aussi bien que du gauche*; seulement le cas offrait cela de particulier, que pour pouvoir lire d'un œil elle était obligée de fermer l'autre. Mme Rihouet est repartie , après trois mois , voyant très bien des deux yeux; la paupière de l'œil gauche avait repris sa forme naturelle , et les soins donnés à sa santé avaient produit le meilleur résultat.

M. *Escalier*, propriétaire à Auxerre. Il y a treize ans, nous avions donné des soins à M. Escalier, affecté de cataractes aux deux yeux. Sa vue était restée bonne jusqu'à ce jour (novembre 1859), lorsque à la suite de maux de tête et de congestions un nuage épais se répandit sur ses yeux , et il ne vit plus les objets qu'à travers un bandeau de diverses couleurs. Cette tendance à la reproduction des cataractes fut complétement dissipée dans l'espace d'un mois, M. Escalier étant revenu promptement à Paris dès le début de la maladie. La vue est telle qu'elle était avant l'accident, et un traitement précautionnel indiqué préviendra sûrement le retour des mêmes accidents.

M. *Delatour Saint-Izer,* au ministère du commerce, avait complétement perdu l'œil droit par suite du développement d'une cataracte capsulo-lenticulaire, précédée et accompagnée de névralgies, congestions cérébro-oculaires, etc. La même affection s'était déclarée dans l'œil gauche. Les oculistes lui proposaient l'opération de l'œil droit, prétendant que pendant que cet œil recouvrerait la vue, l'autre cessant de voir par suite du développement de la cataracte, il ne resterait point aveugle. Parfaitement éclairé sur les opérations de la cataracte et ses résultats (M. Delatour connaissait M. Milon et M. Kusch, employés au même ministère, cités dans cet ouvrage et guéris par nous depuis plusieurs années de la cataracte), M. Delatour s'est confié à nous, et le résultat de notre traitement a été jusqu'à ce jour aussi heureux qu'il pouvait désirer. Il voit parfaitement de l'œil gauche, et la cataracte s'est en grande partie résorbée dans l'autre.

M. *Legué,* propriétaire à Rennes, commença en 1857 à s'apercevoir que ses yeux se couvraient par moments d'un nuage épais. En 1859, il ne voyait plus à lire et à écrire de l'œil droit; la cataracte était formée au point qu'il ne pouvait même plus se conduire dans les rues. M. Legué a suivi le traitement pendant quatre mois consécutifs : les cataractes ont été parfaitement guéries

dans les deux yeux, et sa vue est revenue telle *qu'il voit
parfaitement à lire le journal et les plus petits caractères,*
SANS LUNETTES, ce qu'il ne pouvait faire avant le développement des cataractes. M. Legué est âgé de *quatre-
vingts ans.*

Mᵐᵉ *D'Arantière de Bacour*, propriétaire à Lunéville,
était affectée de cataractes capsulo-lenticulaires aux deux
yeux, accompagnées de congestions cérébro-oculaires,
douleurs névralgiques, diplopie (Mᵐᵉ D'Arantière voyait
plusieurs objets pour un). La vue s'était affaiblie au point
que Mᵐᵉ D'Arantière ne pouvait distinguer les traits des
personnes qui lui parlaient. L'œil droit voyait à lire avec
la plus grande peine ; la lecture était impossible de l'œil
gauche. Mᵐᵉ D'Arantière, après quinze jours de traitement
dirigé contre les névralgies, en a été parfaitement guérie : elles ne se sont pas reproduites. Cette dame voit à
lire des deux yeux, n'éprouve plus de diplopie, n'a plus
de raies irisées dans les yeux. Des soins consécutifs pro-
cureront sûrement la guérison des congestions cérébro-
oculaires, première cause de tous les accidents qui avaient
entraîné l'altération de la vision.

M. *de Church*, rue du Bac, à Paris, à la suite d'une
ophthalmie purulente, fut attaqué de la cataracte aux
deux yeux. Dans l'espace de deux mois, il ne vit plus à
se conduire. Telle était sa situation lorsqu'il vint réclamer nos soins. M. de Church a parfaitement guéri et de
l'ophthalmie et des cataractes, qui se sont dissipées en peu
de temps. Sa vue est bonne. Il voit à lire, écrire, se conduire. Des soins consécutifs confirmeront sûrement la
guérison et préviendront le retour des mêmes accidents.
(77 ans.)

Mme *Vidmer*, boulevard des Italiens, à Paris, était affectée de cataractes lenticulaires aux deux yeux : ces cataractes avaient été précédées et accompagnées de douleurs névralgiques de l'œil interne. Cette dame ne pouvait supporter la lumière ; toute occupation, toute lecture lui était impossible. Nous avons procuré la guérison des cataractes, et la cessation des accidents névralgiques a rassuré cette dame sur la crainte d'une cécité inévitable et irrémédiable.

M. *Georges (Auguste)*, de Soissons, avait subi sans succès l'opération de la cataracte à l'œil droit. Cet œil s'était complétement atrophié à la suite des douleurs cruelles qu'il a souffertes après l'opération. La cataracte de l'œil gauche est en peu de jours devenue complète de commençante qu'elle était au moment de l'opération. De cet œil il ne peut plus se conduire ; il est obligé de tâter le fauteuil sur lequel il veut s'asseoir. Après deux mois de traitement, M. Georges a vu parfaitement à se conduire et à écrire une lettre.

La sœur de Mme *Daoust*, citée dans ce livre, était affectée de cataractes aux deux yeux ; ces cataractes reconnaissaient pour cause une affection rhumatismale goutteuse qui avait déterminé le gonflement des os qui forment les orbites. Un traitement dirigé contre les accidents goutteux et contre la cataracte a ramené la vue au point où elle était deux ans auparavant. Cette dame voit à lire, écrire, etc., ce qu'elle ne pouvait faire quand elle a réclamé nos soins.

Nous avons donné des conseils et des soins à M. le Dr *Petroz*, le célèbre médecin homœopathe de Paris, qui, affecté de cataractes commençantes aux deux yeux (M. Petroz étant âgé de 79 ans), éprouvait les plus vives inquiétudes. M. le Dr Petroz nous avait confié dans le temps plusieurs de ses clients affectés de cataractes, que nous avions guéris : MM. d'Alton, Monck, Kuchtère, et un ancien notaire de Paris dont nous avons oublié le nom. M. Petroz se proposait de publier un mémoire sur le traitement qu'il avait suivi, quand la mort est venue le surprendre.

M. *S...*, négociant, rue du Conservatoire, à Paris, a été opéré de la cataracte à l'œil droit. Cette première opération n'ayant point réussi, le même oculiste qui l'avait pratiquée procède à une seconde opération quelque temps après ; cette opération, aussi inutile que la première, est suivie de douleurs violentes cérébro-oculaires qui entraînent la fonte purulente de l'œil. Pour combattre ces accidents qui menacent la vie du malade, on met en application les saignées, les sangsues, les vésicatoires, la morphine, la strychnine, etc., etc. On épuise les forces du malade, on le réduit à la plus simple expression. Pendant ce temps, la cataracte de l'œil gauche devient complète ; le système nerveux est épuisé. Tel est l'état dans lequel M. S... vient réclamer nos soins. Aujourd'hui la cataracte de l'œil gauche est dissipée, il ne reste qu'un peu de trouble nuageux. Le malade voit à se conduire dans son jardin et dans son appartement. Tout fait espérer que les nerfs de l'œil se fortifiant, il recouvrera une vue satisfaisante.

M. le comte de *Gondrecourt*, de Nancy (déjà cité), nous a recommandé Mme *de Puyet*, rue de Rivoli, à Paris. Cette dame, âgée de 77 ans, ne voyait plus à se conduire ; depuis six mois, elle était obligée de faire lire ses lettres. Une de ses sœurs et sa mère étaient mortes aveugles. Aujourd'hui Mme de Puyet voit à se conduire, lire, écrire, des deux yeux, etc.

Un négociant du Mexique, propriétaire de mines, éprouvait, toutes les fois qu'il était obligé de surveiller ses travaux, une douleur vive dans les yeux. Peu à peu sa vue se troubla, une cataracte capsulo-lenticulaire se forma dans l'œil droit ; dans l'espace de trois mois il devint aveugle de cet œil. L'œil gauche, atteint de trouble, étincelles, nuages, mouches volantes, lui causa la plus vive appréhension. Il vint à Paris pour se faire opérer par une des plus illustres réputations chirurgicales. L'opération fut pratiquée à l'œil droit. Le malade vit au moment de l'opération, et distingua la main de l'opérateur dans un brouillard épais ; mais vingt-quatre heures après, des douleurs violentes se déclarèrent, et ces douleurs furent suivies de la fonte complète de l'œil. Ce malade nous avait été recommandé avant son départ. Il était si persuadé qu'il recouvrerait la vue à Paris, que la cruelle déception qu'il éprouva lui causa des paroxysmes de fureur qui furent cause qu'il perdit en peu de temps la vue de l'œil gauche. Tel était son état lorsqu'il se ressouvint de la recommandation qu'il avait pour nous. Nous lui avons donné pendant un mois des soins qui ont été inutiles. La vue n'est pas revenue, et, craignant pour la vie du malade, nous l'avons engagé à se retirer chez un de ses parents, éloigné de Paris, où il se soumettra aux soins nécessaires pour calmer l'excitation cérébrale à laquelle il est en proie, avant de recourir à nous de nouveau.

Mme *de Lassé*, rue Saint-Georges, à Paris, se laissa tomber en montant l'escalier de la maison qu'elle habitait et resta sans connaissance. M. le Dr Fiévée, son médecin, lui donna les soins nécessaires. Quinze jours après, Mme de Lassé se plaignit qu'elle voyait un brouillard épais devant ses yeux. Les cataractes se développèrent avec une rapidité effrayante. Après deux mois, elle ne voyait plus à se conduire. Tel était l'état de Mme de Lassé lorsque M. Fiévée nous l'adressa. La malade éprouvait une douleur violente qui de l'œil se propageait au cerveau, incessante jour et nuit. Sous l'influence des traitements dirigés contre les cataractes, et l'ébranlement cérébral qui en avait été la cause, Mme de Lassé voit à se conduire et à écrire en ce moment, mais ses yeux sont encore agités d'un mouvement convulsif.

M. *Jull*, de Genève, a été opéré de la cataracte à l'œil droit; il y voyait encore, dit-il, à lire et à écrire quand il s'est soumis à l'opération. Cet œil était meilleur que l'autre, c'est la raison qui a engagé l'opérateur à lui donner la préférence. A la suite de l'opération, cet œil s'est complétement perdu. De l'œil gauche le malade ne voit plus à distinguer si c'est un homme ou une femme qui lui parle. M. Jull est âgé de 78 ans. Après deux mois de séjour à Paris, il voit parfaitement à se conduire; de son appartement, situé au troisième étage, il distingue les personnes qui passent dans la rue; il commence à lire une écriture de main un peu facile. A cette époque, il fut pris pour la deuxième fois d'une attaque de paralysie (hémiplégie). Il resta deux mois au lit, reprit l'usage de ses jambes et de ses mains, et retourna chez lui sans que sa vue ait été altérée pendant sa maladie.

Mme *Cay*, de Nancy, nous a été recommandée par M. Lambry (déjà cité). Mme Cay avait subi sans succès l'opération de la cataracte à l'œil droit : la cataracte s'était reproduite, c'est-à-dire replacée. De l'autre œil Mme Cay ne voyait plus à se conduire ; cette dame éprouvait des douleurs névralgiques à la tête et dans les yeux. Nous avons donné des soins pendant trois mois à Mme Cay ; les névralgies se sont dissipées, et la vue de l'œil gauche, qui n'avait pas été opéré, s'est rétablie au point qu'elle voyait à lire, écrire, se conduire, etc.

M. *Destouches*, propriétaire à Montmorency, était affecté de cataractes capsulo-lenticulaires complètes aux deux yeux. Il voyait les meubles de sa chambre de l'œil gauche seulement, mais il ne pouvait voir à se conduire par les rues. Depuis deux ans il ne voyait plus à lire. Toute son ambition, bien décidé à ne jamais se soumettre à l'opération de la cataracte, était de pouvoir lire et écrire. M. Destouches voit à lire, écrire, et se conduire avec précaution, car sa vue est d'une myopie extrême.

M. le marquis de *Go...*, rue Neuve, à Versailles, avait subi l'opération de la cataracte aux deux yeux en même temps. Cette première opération n'ayant produit aucun résultat, le même oculiste pratiqua quelque temps après une seconde opération à la suite de laquelle des douleurs cérébro-oculaires violentes se déclarèrent ; à ces douleurs se joignirent des accidents névralgiques qui compromirent la vie de M. de Go... Les saignées, les sangsues, les vésicatoires, la strychnine, la morphine, le chloroforme, rien ne put procurer aucun soulagement au malade ; des hallucinations compliquèrent ces accidents. Les médecins déclarèrent qu'ils avaient usé tous les moyens que la science mettait à leur disposition. A cela se joignait une inflammation des globes oculaires, injectés de sang, volumineux, saillants hors de l'orbite, etc., etc. Tel était l'état de M. de Go... trois mois après la seconde opération de la cataracte pratiquée sur ses yeux. Aujourd'hui, depuis deux mois que nous donnons des soins à M. de Go..., les *névralgies*, les *hallucinations*, se sont complétement dissipées, les yeux ne sont plus injectés de sang, les globes oculaires ont repris leur volume naturel. *La cataracte de l'œil droit couvre encore toute la pupille.* Dans l'œil gauche la pupille est rétrécie, et réduite à la largeur d'une petite tête d'épingle formée par une membrane épaisse. La santé de M. le marquis de Go... est excellente. (80 ans.) Il voit un peu le jour; nous espérons lui rendre un peu de vue, en procurant la résolution de la cataracte dans l'œil droit.

Mme *Bourget*, propriétaire, barrière Montparnasse, nous a été adressée par son médecin le Dr Petit. Cette dame est affectée de cataracte lenticulaire aux deux yeux : elle voit encore à se conduire de l'œil droit; depuis trois mois elle ne peut pas lire et écrire. Après deux mois de soins, Mme Bourget voit à lire les faits Paris dans le journal des *Débats*. De l'œil gauche elle distingue toutes les personnes qui sont dans le même salon. Cette dame guérira parfaitement des deux yeux.

Mme *Rouvier*, de Genève, nous a été adressée par Mlle Gourgas (déjà citée). Cette dame a subi l'opération de la cataracte à l'œil droit. La cataracte s'est reformée. Dans l'œil gauche existe une cataracte capsulo-lenticulaire volumineuse, épaisse, nacrée... Ces cataractes sont compliquées de névralgies, maux de tête, etc., etc. Les orbites sont par moments plus volumineux qu'ils ne devraient être. Mme Rouvier voit aujourd'hui parfaitement à lire et à se conduire; elle n'éprouve plus de maux de tête, plus de névralgies; sa santé est excellente. La cataracte de l'œil gauche est en très grande partie résorbée.

Mme *Bon...*, rue Laffitte, à Paris. Depuis huit ans Mme B... a commencé à se plaindre de ses yeux; sa vue par moment se troublait; elle éprouvait des douleurs qui de la tête se répandaient dans les globes oculaires. A ces dispositious ont succédé des névralgies, des congestions cérébro-oculaires, un tremblement nerveux général, des bourdonnements dans les oreilles. Mme B... ne voit plus à se conduire; depuis longtemps elle ne peut plus lire. Les cataractes sont de nature capsulo–lenticulaire et complètes. Après un mois de traitement les douleurs sont apaisées, la cataracte se dissout rapidement, Mme B... voit les caractères d'une affiche de spectacle. Après trois mois de soins Mme B... voit à lire l'écriture de main, c'est-à-dire quelques lignes d'une écriture de main; sa santé et le système nerveux se fortifient. Elle guérira parfaitement et conservera la vue.

Mme *Will*, boulevard des Italiens, est affectée de cataractes aux deux yeux; ces cataractes ont été précédées de douleurs nerveuses dans le globe oculaire. Mme Will ne peut plus lire; elle ne peut plus fixer un objet : la cataracte est compliquée de ce que les oculistes appellent une *amaurose*, affection que nous désignons sous le nom de *névralgie oculaire*. Mme Will voit à lire en ce moment; ses yeux se fortifient de jour en jour. Elle gué-

rira parfaitement de la cataracte et de l'amaurose, et conservera certainement la vue.

Nous avons donné des soins, il y a quatorze ans, à M.
Petit-Lion, quai de la Grève, à Paris, et nous avons
rapporté que, par l'effet de la belladone (1) qu'un oculiste plus célèbre qu'intelligent avait introduite dans l'œil
droit, afin de mieux l'inspecter, la cataracte de cet œil
de commençante était devenue complète du matin au
soir, et le malade borgne. M. Petit-Lion est venu réclamer nos soins cette année (1859), à la suite d'une violente ophthalmie, déterminée par des congestions cérébro-oculaires négligées. Il voit aujourd'hui de ce même
œil qui, depuis quatorze ans, était obstrué par la cata-

(1) On lit dans un ouvrage qui vient de paraître, intitulé : Sou-
VENIRS ET CORRESPONDANCES, tirés des papiers de Mme Récamier,
par Mme Lenormant, sa nièce; à propos de la cécité dont fut frap-
pée Mme Récamier :

« Le *remède* de M. le Dr Drouot, dans lequel la belladone en-
« tre *certainement* pour une notable partie, rendit souvent, pour
« quelques heures, la vue à Mme Récamier. Ce fut ainsi qu'elle
« put *voir* et *admirer* le beau tableau de saint Augustin, qu'Ary-
« Scheffer eut la bonne grâce de faire porter à l'Abbaye-aux-Bois,
« afin que Mme Récamier et M. de Châteaubriand le pussent con-
« templer, etc. »

M. le Dr Drouot n'a jamais vu Mme Lenormant. Mme Lenormant,
l'auteur de ce jugement rendu *ex professo* sur M. le Dr Drouot et
sur la belladone, n'a pas assisté *une seule fois* au traitement au-
quel Mme Récamier a été soumise pendant trois mois par M. Drouot,
avec l'approbation du professeur Récamier, son parent et son médecin. Si Mme Lenormant avait lu les ouvrages de M. le Dr Drouot,
elle saurait que M. Drouot n'a point un remède pour guérir la cataracte, et que la belladone, en dilatant la pupille, ne rend pas
la vue *aux* aveugles, et ne leur donne pas, même pour quelques
heures, la faculté de *voir et d'admirer* les tableaux d'Ary-Scheffer
ou de tout autre artiste. Voir dans ce volume, page 335, l'article
relatif à Mme Récamier, et page 175, l'article relatif à la belladone
et à son emploi.

racte. Cette cataracte a été amenée peu à peu à résolution ; il n'en reste en ce moment que de faibles traces.

Mᵐᵉ Desbordes, rue de la Monnaie, à Paris. Mᵐᵉ Desbordes est la sœur de M. Parent, ancien peintre du cabinet du roi Charles X (déjà cité dans ce livre). Mᵐᵉ Desbordes était affectée de cataractes lenticulaires aux deux yeux ; elle ne voyait plus les trottoirs dans la rue ; depuis six mois cette dame avait cessé de pouvoir lire et écrire. Après quinze jours de traitement, Mᵐᵉ Desbordes voit facilement à se conduire dans les rues ; après deux mois, elle lit le journal et voit aussi bien d'un œil que de l'autre.   (*Décembre* 1859.)

En terminant ce compte rendu, nous passons sous silence un grand nombre de personnes affectées de cataractes commençantes simples, ou compliquées de névralgie (amaurose), notre but étant d'établir, PAR LES FAITS, par des observations que nous multiplierons chaque année, d'un côté : la certitude de la médecine dans le traitement des maladies qui entraînent la perte de la vue ; de l'autre, les erreurs des oculistes qui n'opposent aux névralgies que des traitements empiriques dont l'impuissance entraîne l'amaurose, et qui donnent aux personnes affectées de cataractes commençantes le conseil de ne rien faire, de se laisser stoïquement devenir aveugles, pour les soumettre à des opérations chirurgicales souvent fatales, et presque toujours inutiles.

1622. — Paris, imprimerie de Ch. Jouaust, rue Saint-Honoré, 338.

9 782019 248611